AF402389

COMMUNICATIONS

FAITES AU

XIIIᵉ CONGRÈS MÉDICAL INTERNATIONAL DE PARIS

DANS LA SECTION DE

STOMATOLOGIE

PAR

LE DOCTEUR D. D. NICOLESCO

ANCIEN INTERNE DES HÔPITAUX DE BUCAREST ET MÉDECIN D'HÔPITAL RURAL
MEMBRE ACTIF DE LA SOCIÉTÉ DE STOMATOLOGIE DE PARIS
DIPLÔMÉ DE PARIS POUR L'ART DENTAIRE
CHEVALIER DE L'ORDRE « CORONA ROMANIEI »
PRIX « HILLEL » DE L'UNIVERSITÉ DE BUCAREST (1895)

———

1. *Sur le choix des antiseptiques dans le traitement de la carie dentaire.*
2. *Sur le traitement de la stomatite ulcéro-membraneuse.*
3. *Sur le redressement des dents par le cordonnet de soie.*

———

AVEC QUATRE FIGURES A LA FIN DU TRAVAIL

———

PARIS

ARTHUR ROUSSEAU, ÉDITEUR

14, RUE SOUFFLOT ET RUE TOULLIER, 13

—

1900

Sur le choix des antiseptiques dans le traitement de la carie dentaire.

La possibilité de la conservation de la pulpe entière ou de débris de pulpe sous un plombage antiseptique n'est pas envisagée d'aujourd'hui seulement et déjà en 1879, dans sa thèse, M. le Dʳ *Cruet* disait qu'on pourrait à la rigueur laisser sous un plombage antiseptique une bonne partie de la pulpe, à condition qu'elle fût guérie de son inflammation chronique, c'est-à-dire de son infection.

Il est donc possible, et il n'est nullement contraire aux idées théoriques actuelles, ni aux lois de la pathologie, de laisser indéfiniment sous un plombage une pulpe entière ou une partie de la pulpe sans qu'il y ait lieu de redouter des accidents infectieux, mais à deux conditions cependant : c'est que d'une part on soit absolument sûr de l'asepsie de la pulpe et en second lieu que l'obturation de la cavité de la carie soit absolument étanche et mette indéfiniment les éléments pulpaires à l'abri de réinfections venant du dehors, c'est-à-dire du milieu buccal.

Dans ces conditions on comprend que la dent reste silencieuse en l'absence d'éléments infectieux anciens renfermés ou nouveaux réintroduits, mais on comprend aussi que ces deux conditions fondamentales soient difficiles à remplir et à assurer. Comment être absolument certain qu'une pulpe entière généralement infectée *à priori* a été totalement désinfectée et aseptisée ?

Il n'y a pas de critérium.

D'autre part quelle ne doit pas être la difficulté de faire sur une pulpe entière un plombage assez solide, assez étanche, pour que les éléments infectieux du dehors ne viennent pas l'atteindre de nouveau ?

On voit donc de suite tous les désavantages de la méthode conservatrice de la pulpe infectée et il n'est personne qui ne voie qu'il y a tout bénéfice de se débarrasser *a priori* et pour toujours d'une masse encombrante et dangereuse pour l'avenir.

Ceci dit, dans ce que j'aurai l'honneur de relater dorénavant, je ne chercherai pas à étudier les propriétés physico-chimiques et thérapeutiques des différentes substances antiseptiques que nous employons dans le traitement de la carie dentaire, celles-ci nous ayant été connues du temps où nous étudiions la thérapeutique et la matière médicale sur les bancs des différentes facultés de médecine. — Nous savons que la valeur antiseptique d'une substance se juge d'après la quantité minimum qui est capable de stériliser un litre de bouillon de culture.

D'un tableau, dressé par *Miquel*, sur les différentes substances antiseptiques, si nous extrayons celles qui peuvent être employées dans notre spécialité, nous trouvons :

I. — *Substances extrêmement antiseptiques :*

L'eau oxygénée dans la proportion de. . . . . 0 gr. 05
Le bichlorure de mercure . . . . 0 » 07

II. — *Substance très fortement antiseptique.*

L'iode . . . . 0 » 25

III. — *Substances fortement antiseptiques.*

Le chloroforme. . . . . 1 » 50
Le chlorure de zinc . . . . 1 » 90
L'acide thymique . . . . 2 »
 — phénique . . . . 3 » 20

IV. — *Substance médiocrement antiseptique.*

L'acide borique . . . .   7 » 50

V. — *Substances faiblement antiseptiques.*

L'alcool pur . . . .   95 »

Pour les *irrigations* antiseptiques nous pouvons employer :
L'eau oxygénée.
L'eau chloroformée.

Le sublimé corrosif dans la proportion 1-5 0/00
L'acide thymique 1-4 0/00
  — phénique 1-2 0/0
  — borique 4 0/0
L'iode 1 0/0
Le chlorure de zinc 0.50-1 0/0
Le formol 1-5 0/0

Pour les applications topiques nous pouvons employer :
L'essence de girofle.
  — de canelle.
La créosote de hètre.
Le chloroforme.
L'alcool absolu.
L'iodoforme.

Une substance antiseptique peut avoir de l'influence, soit
sur tous les agents infectieux, soit seulement sur un micro-
organisme particulier.

Les premières sont des antiseptiques généraux, les secon-
des sont des antiseptiques spécifiques, jusqu'aujourd'hui très
peu nombreux.

La puissance des antiseptiques augmente par leur association même lorsqu'ils sont employés à des doses plus petites
que la dose maxima nécessaire pour stériliser un litre de
bouillon de culture.

Les connaissances que nous possédons aujourd'hui sur les
antiseptiques proviennent de recherches de laboratoire, mai

la vraie valeur d'un antiseptique, comme l'a très bien dit M. *Hayem*, ne peut être établie que par la clinique.

Comme dans la carie dentaire nous ne connaissons ni le microbe spécifique que nous avons à détruire, ni ses sécrétions, quoique M. *Choquet* dans une communication qu'il a faite à l'*Académie des sciences de Paris* par l'entremise de M. *Duclaux*, prétende qu'il a trouvé un court bacille mobile, se décolorant par le *Gram*, ne liquéfiant pas la gélatine, qui croît sur le bouillon peptonisé soit à la température ordinaire, soit à 37°, mais qui ne pousse que difficilement sur les milieux solides usuels et pas du tout sur gélose, microbe qui, inoculé dans des cavités artificielles faites sur les dents du mouton, peut reproduire les lésions de la carie dentaire, comme cette question n'est pas encore complètement élucidée, nous employons toujours plusieurs antiseptiques, soit à la fois, soit successivement, et jamais nous ne donnons la préférence à tel ou tel antiseptique, parce que tel antiseptique qui dans un milieu chimique produit la mort d'un microbe, le même antiseptique, dans un autre milieu, n'a aucune influence sur le même microbe.

L'action des substances antiseptiques que nous avons l'habitude d'employer dans le traitement de la carie dentaire est prouvée, comme efficace, tant par les recherches de *Miquel* que par celles de *Chamberlan* et *Miller*.

Bien que les recherches de ces expérimentateurs soient des recherches de laboratoire, et quoique je sache très bien que tout ce que nous constatons dans le laboratoire nous ne pouvons pas l'appliquer en clinique, pourtant les effets des substances que nous employons dans le traitement de la carie dentaire sont les mêmes dans les expériences de laboratoire que dans les applications cliniques dans la bouche.

L'iodoforme associé à l'essence de girofle et à l'oxyde de zinc, sous la forme d'une pâte, donne d'excellents résultats dans l'obturation des canaux radiculaires, grâce aux dégagements de vapeurs qui, imprégnant lentement les tissus avec lesquels elles se trouvent en contact, modifient le terrain d'une telle manière que, alors qu'auparavant ce terrain était favorable aux développements des microbes, il devient, au contraire, milieu absolument impropre à leur développement.

Dans ces derniers temps on a beaucoup recommandé les solutions de formol, tant sous la forme d'irrigations, que sous la forme de pansements locaux dans les cavités des dents cariées, grâce à la propriété que possèdent ces solutions de dégager des vapeurs lentement mais continuellement.

Les recherches ultérieures ont démontré que le formol, comme beaucoup d'autres substances antiseptiques, a plutôt une action aseptique, c'est-à-dire que même dans des solutions faibles il peut s'opposer à l'infection, mais celle-ci une fois déclarée la dose doit être augmentée d'une manière considérable, fait qui le range à la suite du sublimé corrosif.

Le mélange de créosote et salol ââ qu'emploie M. le Dr *Cruet* dans son service de l'hôpital de la *Charité* donne de même de très bons résultats tant dans la désinfection des cavités de carie que dans la désinfection des canaux radiculaires.

Mais cet agent thérapeutique ne peut pas s'employer dans tous les cas pour les motifs suivants :

1° Il ramollit la dentine et nous savons qu'il y a des cavités qui ont besoin d'être désinfectées sans altérer la dentine et par conséquent sans agrandir la cavité.

2° Il a une action caustique sur la muqueuse buccale même lorsque le petit tampon de coton employé pour désinfecter la cavité a été bien exprimé.

3° Il a un goût et une odeur qui ne conviennent pas à toutes les personnes, quoique le salol l'enlève en grande partie, fait duquel, quoi qu'on dise, nous devons tenir compte dans la clientèle.

Les sels de mercure représentés d'une manière générale par les solutions de sublimé sont d'un emploi très restreint dans les affections de la bouche à cause de leur goût désagréable et persistant longtemps après leur emploi et aussi à cause de la couleur noire qu'ils communiquent aux dents quand on les emploie dans le pansement des canaux.

La question étant ainsi posée, nous pouvons dire que dans la foule des substances antiseptiques qui sont à notre disposition, aucune ne peut être employée d'une manière exclusive.

Est-ce que l'arsenal thérapeutique de la carie dentaire est dénué de substances antiseptiques vraiment efficaces ?

Point du tout.

En effet, nous n'avons pas un antiseptique spécifique mais nous avons des agents thérapeutiques qui employés en association peuvent nous servir dans presque tous les cas.

Ainsi nous avons : l'eau oxygénée, le chloroforme pour les lavages et la désinfection des cavités ; la pâte iodoformée composée : d'iodoforme et d'oxyde de zinc ââ, essence de girofle q.s. pour former une pâte ; l'agent physique : la chaleur, soit sous la forme d'air chaud, soit sous la forme de pointes de cautère, comme nous allons le voir dans un instant.

La chaleur créant un milieu moins humide, moins favorable au développement des microbes, favorise dans le même temps aussi l'absorption par les canalicules dentinaires des substances médicamenteuses introduites dans les cavités de carie et détruit ou atténue au moins l'action des microbes.

Mais à côté de l'antisepsie il faut faire aussi une bonne *asepsie*.

L'asepsie et l'antisepsie constituent le moyen le plus efficace pour nous mettre à l'abri des complications qui peuvent survenir à la suite du traitement d'une carie dentaire, complications qui dans la grande majorité des cas sont dues aux infections opératoires.

L'asepsie va s'adresser au chirurgien, aux instruments et au local dans lequel nous opérons.

L'*antisepsie* va s'adresser : à la bouche du malade et à la lésion que nous aurons à traiter : la carie dentaire.

Le *chirurgien* se lavera les mains avec de l'eau propre, tiède, du savon, avec la brosse, puis avec un peu d'eau de Cologne et ensuite il les essuiera avec une compresse aseptique, stérilisée, sèche.

Bien entendu les ongles longs doivent être évités pour ne pas laisser aux différents microbes un logement confortable sous le bord libre.

Si avant l'opération nous avons touché un foyer purulent, alors nous devons faire aussi de l'antisepsie, nous laver les mains avec du sublimé, les dégraisser avec de l'éther sulfurique, puis les passer dans l'eau de Cologne et ensuite les essuyer avec une compresse aseptique, sèche.

Quand nous aurons sur les mains une solution de conti nuité, si petite soit-elle, un pansement, ou si nous avons touché un cadavre, il faudra nous abstenir de toute opération pendant le temps nécessaire soit à la guérison, soit à la désinfection.

Les *instruments* seront aseptisés par l'ébullition, par l'étuve et ceux qui sont attaquables par les agents physiques seront passés dans des solutions antiseptiques. Tous seront séchés au moment de leur emploi en les essuyant sur un morceau de linge aseptique, stérilisé, et déposés dans un cristallisoir aseptique.

Le coton sera tenu à l'abri de toute infection conformément aux règles prescrites par la chirurgie moderne.

L'instrument souillé pendant l'opération sera essuyé avec un peu de coton aseptique.

Le *local* dans lequel nous opérons sera bien éclairé, aéré, meublé seulement du strict nécessaire, condition à laquelle, il est vrai, s'habituera difficilement la clientèle particulière.

Si j'ai insisté sur ces règles, ce n'est pas pour vous apprendre, à vous, ces choses qui vous sont très bien connues, mais c'est pour ceux qui croient qu'une opération dentaire est moins offensive que n'importe quelle autre opération du domaine de la chirurgie générale et parce que je désire que les communications faites dans le premier Congrès de stomatologie, section du Congrès médical international de 1900, offrent un intérêt réel à tous ceux qui s'occupent ou s'occuperont de cette partie de la chirurgie si abandonnée aujourd'hui ! Et puis je crois que la question de la technique de l'asepsie et de l'antisepsie est toujours bien venue.

La bouche du malade sera rincée soit avec une solution de chlorate de potasse, soit avec une solution d'acide thymique aromatisée, le tartre sera préalablement enlevé, et la cavité de la dent malade sera mise à l'abri de la salive par des petits rouleaux de coton aseptique.

Antisepsie de la cavité. — Entourés de ces précautions nous touchons la cavité de la carie avec un petit tampon de coton aseptique imbibé d'eau oxygénée et puis nous la débarrassons de son contenu au moyen des excavateurs.

Lorsque la cavité a été bien nettoyée, nous nous comporterons d'une manière différente suivant que nous aurons affaire à une carie non pénétrante ou à une carie pénétrante.

A. *Quand la carie n'est pas pénétrante*, après que la cavité a été bien désinfectée par de petits tampons de coton imbibés d'eau oxygénée et débarrassée de son contenu à l'aide des excavateurs, nous lui donnons la forme nécessaire à l'aide des fraises montées sur le tour à fraiser, puis nous la dégraissons avec un petit tampon imbibé de chloroforme et ensuite nous la séchons avec de l'air chaud. La cavité est alors prête à être obturée.

Si la substance obturatrice que nous voulons employer nécessite l'application de la digue, alors nous laissons le tampon chloroformé dans la cavité jusqu'à ce que la digue soit fixée, et c'est seulement alors que nous enlevons le tampon, séchons la cavité et procédons ensuite à l'obturation.

B. *Quand la carie est pénétrante*, nous procédons d'une manière différente suivant que la pulpe est encore vivante, en totalité ou en partie, ou qu'elle est mortifiée, décomposée.

1° *Quand la pulpe est encore vivante.* — Avant de toucher la cavité de la carie nous nous entourons des mêmes précautions que dans le premier cas, c'est-à-dire que nous traitons la cavité comme dans le cas de carie non pénétrante et après avoir fait saigner la pulpe nous la détruisons et l'extirpons d'après les règles connues.

En ce qui me concerne, après avoir mortifié la pulpe à l'acide arsénieux ou après l'avoir rendue insensible à l'aide de la solution alcoolique saturée de cocaïne (suivant la communication faite par M. *Rodier* dans la séance du 19 février de la *Société de stomatologie de Paris* de cette année), suivant le cas, je l'extirpe avec l'aiguille de *Saladin* dont la technique en traits généraux est la suivante : la cavité ayant été mise à l'abri de la salive, l'orifice ou les orifices des canaux radiculaires bien mis en évidence, on introduit l'aiguille, à froid, dans le canal radiculaire et puis on place dans la cupule de l'aiguille la pointe rougie du thermo-cautère.

On recommande au malade de ne pas bouger et, en cas de souffrance, de la manifester en levant une main. Aussitôt que le malade commence à manifester quelque douleur nous sortons la pointe du thermo-cautère de la cupule de l'aiguille et puis, à l'aide d'une pince, nous sortons aussi l'aiguille du canal. Avec l'aiguille sort aussi du canal la pulpe brûlée, détruite, collée à l'aiguille.

L'hémorrhagie ayant été arrêtée, le nerf enlevé en totalité, si nous sommes sûrs que nous n'avons fait aucune faute contre les règles de l'asepsie et de l'antisepsie, nous séchons la cavité à l'air chaud et nous introduisons dans la cavité un petit tampon de coton bien imbibé d'eau oxygénée, nous obturons la cavité avec de la gutta et nous prenons congé du malade en lui recommandant de venir nous voir dans trois jours.

Si dans ce laps de temps aucun phénomène inflammatoire n'est survenu, alors, après avoir enlevé le tampon oxygéné, je sèche la cavité et les canaux à l'air chaud et puis j'introduis à l'embouchure des canaux et même dans les canaux,de la pâte iodoformée préparée extemporanément. Par dessus la pâte j'applique une légère couche de ciment et lorsque le ciment est devenu sec j'applique uu nouveau pansement à l'eau oxygénée, puis j'obture la cavité avec de la gutta et je ne procède à l'obturation définitive qu'après un délai de 8 à 10 jours.

Si dans ce deuxième laps de temps aucune complication n'est survenue et si la dent n'est pas sensible à la percussion, ce qui m'indique que le nerf a été enlevé en totalité et que le ligament alvéolo-dentaire est sain, alors je procède à l'obturation définitive en suivant justement le procédé recommandé pour l'obturation des cavités de carie non pénétrante.

Je dois ajouter encore que du moment où je me trouve devant une carie de 3° degré, si peu avancée qu'elle soit, je ne cherche jamais à conserver la pulpe sous un coiffage quelconque, voire même la *pâte de trioxyméthylène* si recommandée par M. *Pitsch* dans la communication faite à la Société de stomatologie de Paris dans la séance du 19 mars de cette année. Je préfère à l'action si bienfaisante de cette pâte la technique décrite tout à l'heure pour les motifs que vous connaissez : jamais nous ne pouvons être sûrs de l'avenir d'une dent obturée sous un coiffage.

2° *Quand la pulpe est décomposée, mortifiée* dans sa totalité ou à peu près, je procède de la manière suivante : avant de toucher la cavité de la carie je m'entoure des mêmes précautions que dans les cas précédents. Puis la cavité, ayant été touchée avec le tampon imbibé d'eau oxygénée, est débarrassée de tous les détritus qui y sont contenus, d'abord avec les excavateurs, ensuite avec les fraises montées sur le tour à fraiser.

Dans la première séance je ne touche pas aux canaux radiculaires, mais je mets dans la cavité un petit tampon imbibé d'eau oxygénée et j'obture la cavité à la gutta. Le lendemain, les canaux radiculaires ayant été bien mis en évidence, je les désinfecte avec l'aiguille de *Saladin* et puis j'introduis dans la cavité un nouveau tampon d'eau oxygénée. La cavité est obturée ensuite avec de la gutta. Je recommande au malade de revenir dans trois jours, et alors en me mettant à l'abri d'une réinfection j'enlève le pansement, je sèche la cavité et les canaux à l'aide du thermo-injecteur qu'on adapte au manche du thermo-cautère, puis j'introduis dans la cavité un petit tampon de chloroforme, le tout est fixé en place par la gutta et je recommande au malade de revenir après 7 ou 8 jours. Si dans ce laps de temps aucun phénomène inflammatoire n'est survenu, si la dent n'est pas sensible à la percussion, si le tampon retiré de la cavité n'a aucune odeur repoussante, alors je sèche encore une fois la cavité et les canaux à l'air chaud et je place sur le fond de la cavité et à l'embouchure des canaux la pâte iodoformée, connue, par dessus celle-ci une couche de ciment et après le durcissement du ciment j'applique un tampon d'eau oxygénée, j'obture la cavité avec de la gutta et je recommande au malade de revenir après 7 ou 8 autres jours.

Si dans ce deuxième laps de temps aucune infection n'est survenue, si la dent continue de n'être pas sensible à la percussion, je suis sûr que je n'ai pas péché contre les règles de l'antisepsie et de l'asepsie et c'est seulement alors que je procède à l'obturation définitive en me conduisant de la même manière que dans le cas de carie non pénétrante.

Le but que je poursuis en mettant le tampon imbibé soit de chloroforme, soit d'eau oxygénée et en obturant ensuite la cavité avec de la gutta, c'est de réaliser un bain chaud antiseptique, identique au pansement de *Priessnitz* qu'on emploie dans la chirurgie générale et d'obtenir la cicatrisation de la plaie apicale sous une atmosphère antiseptique.

Je n'obture jamais les canaux radiculaires immédiatement après l'enlèvement de la pulpe parce que je ne veux pas laisser sous l'obturation un fragment, si petit qu'il soit, de pulpe infectée par les microbes de la carie, ni un caillot qui en se décomposant puisse après infecter l'alvéole.

Je préfère retarder de quelques jours une obturation que de la faire à la hâte et d'exposer le malade à des souffrances et la dent à des accidents dont nous ne pouvons pas prévoir la fin en toute sécurité.

Je dois vous faire remarquer encore que, après avoir débarrassé les canaux de leur contenu, je ne pratique pas le lavage des canaux d'après le procédé de M. *Amoëdo* parce que je crois qu'après l'asepsie faite par l'aiguille de *Saladin* le lavage est superflu, et puis la couche d'air, foulée vers l'apex par le jet de la seringue, formant une espèce de matelas d'air, s'oppose à un lavage complet de toute l'étendue du canal.

Comme vous le voyez, pour la désinfection des canaux radiculaires je ne me sers absolument pas des sondes enroulées de coton, parce que par la manière dont on roule le coton sur la sonde nous ne faisons pas autre chose qu'infecter un coton qui était aseptique avant d'être roulé sur la sonde et entre nos doigts.

C'est une pratique contraire à toutes les règles de l'asepsie et qui doit disparaître le plus tôt possible de la pratique dentaire.

En ce qui concerne les canaux dans les caries à pulpe décomposée, je ne les nettoie jamais avec les fraises, parce que nous risquons de fouler vers l'apex une quantité de dentine infectée, qu'il sera très difficile d'enlever complètement par tous nos antiseptiques et par tous les autres moyens dont nous disposons aujourd'hui.

Je ne peux pas terminer la question des antiseptiques employés dans le traitement de la carie dentaire sans mentionner que MM. *André* et *de Marion* ont recommandé comme antiseptique de choix dans le traitement de la carie et spécialement dans le 3e degré, le *formol géranié* d'après la formule suivante :

Aldéhyde formique (H-COH). . . . . . 40 parties
Essence de géranium redistillée. . . . 20 »
Alcool à 80° . . . . 40 »

On se sert de cet antiseptique de la manière suivante : les mèches trempées dans le formol géranié sont introduites dans les canaux et la chambre pulpaire et le tout est recouvert de gutta.

Voici aussi les conclusions auxquelles ils sont arrivés :

1° Le formol géranié est le désinfectant le plus puissant connu. Il détruit les produits de la fermentation pulpaire en se combinant avec eux et en les neutralisant ; cet effet se traduit par la désodoration complète et définitive de la cavité après deux ou trois pansements.

2° Son pouvoir antiseptique est supérieur à celui du sublimé.

3° Il est extrêmement diffusible dans les milieux aqueux. En vertu de cette précieuse propriété, il agit non seulement sur les parois radiculaires jusqu'à l'apex, mais encore dans les canalicules dentinaires jusqu'à la périphérie de la dent.

4° Quand le formol géranié est mis expérimentalement à dose suffisante en présence de produits putrides, il les désodore instantanément. Cette expérience montre qu'on peut faire les pansements à des intervalles de temps aussi rapprochés qu'on le désire : une heure, si la nécessité d'aller vite se présentait dans la pratique ; ordinairement on fait ces pansements en plusieurs jours consécutifs.

5° Le formol géranié ne nuit en rien à la solidité des tissus durs de la dent et il ne provoque aucun phénomène douloureux (périostite) du côté du ligament.

Le formol géranié présente sur les poudres absorbantes et desséchantes l'avantage d'un résultat définitif. Celles-ci n'agissent qu'en réalisant plus ou moins parfaitement la dessiccation de la dent, mais cette dessiccation n'est que temporaire et, lorsque les poudres sont hydratées, la fermentation pulpaire recommence avec le genre d'accidents qu'elle entraîne (*L'Odontologie*, 15 avril 1900).

Comme vous le voyez il n'y a pas un antiseptique spécifi que contre la carie dentaire, mais il y a des antiseptiques, qui tous sont bons, et chaque dentiste a son antiseptique de prédilection.

En ce qui me concerne, à côté des médicaments antiseptiques que j'emploie : eau oxygénée, chloroforme ou alcool à 90°, iodoforme, oxyde de zinc, essence de girofle, je compte encore beaucoup sur l'*asepsie*, puisque je suis convaincu que l'antisepsie sans asepsie n'est d'aucune utilité, et sur la *chaleur*, agent physique qui joue le double rôle d'aseptique et d'antiseptique et que j'emploie soit sous la forme d'air chaud, pour sécher la cavité et favoriser la pénétration des vapeurs antiseptiques dans les canaux dentinaires, soit sous la forme de cautère : aiguille de *Saladin* ou *thermo-injecteur*.

Si nous ne disposons pas d'une aiguille de *Saladin* nous pouvons, nous-mêmes, improviser une pareille aiguille de la manière suivante : nous prenons un fil d'argent et le roulons sur le manche d'une sonde *Donaldshon*, par exemple jusqu'à ce que nous formions une cupule, en spire très serrée, et puis à une distance de 2 ou 3 centimètres nous coupons le fil.

De cette manière nous avons confectionné un instrument dont nous pouvons nous servir justement comme d'une aiguille de *Saladin*.

En ce qui concerne le thermo-injecteur nous devons redoubler d'attention, parce que la chaleur qu'il produit est capable de causer des brûlures quand son action est prolongée.

En résumant ce que j'ai relaté jusqu'à présent je peux conclure que :

Il n'y a pas un antiseptique spécifique contre la carie dentaire, mais il y a des antiseptiques et chaque dentiste a son antiseptique de prédilection. En ce qui me concerne : l'eau oxygénée, antiseptique par excellence, le chloroforme ou l'alcool à 90°, l'iodoforme, l'oxyde de zinc, l'essence de girofle et la chaleur, sont les antiseptiques qui m'ont donné jusqu'aujourd'hui d'excellents résultats dans le traitement de tous les degrés de carie dentaire.

J'emploierai ces antiseptiques et la technique décrite jusqu'au jour où un antiseptique spécifique sera découvert, si nous pouvons espérer une pareille découverte.

Les conditions d'un bon résultat dépendent des considérations suivantes :

1° Ne pas infecter la dent, c'est-à-dire ne pas ajouter d'autres microbes à ceux préexistants.

2° Chercher à ne pas propager l'infection de la dent à l'alvéole en voulant nettoyer les canaux soit par les sondes, soit par les fraises.

3° Ne laisser sous l'obturation ni débris de pulpe infectée ou décomposée, ni débris de dentine malade.

4° Aseptiser les canaux dentaires, soit par l'aiguille de *Saladin*, soit par le *thermo-injecteur*.

5° Mettre dans les canaux ou au moins à l'embouchure des canaux, sur le fond de la cavité, une pâte antiseptique, iodoformée ou formolée, laquelle par ses vapeurs rendra les canaux impropres au développement de l'infection.

6° Du moment que la carie est devenue pénétrante, l'extirpation du contenu de la chambre pulpaire et des canaux radiculaires doit être la règle, au moins d'après moi, quoique l'avis de M. *Pitsch* soit un peu contraire.

7° L'asepsie rigoureuse précédera et suivra l'antisepsie, l'une sans l'autre ne donnant pas les résultats désirés, surtout dans une cavité comme la bouche, qui est si riche en espèces microbiennes.

8° Etre sobre en ce qui concerne les lavages des canaux et leurs nettoyages par les fraises pour les motifs mentionnés.

Si jamais les mots de M. *Hayem* c'est-à-dire : que la vraie valeur d'un antiseptique ne peut être établie que par la clinique, peuvent trouver quelque part leur vérification, c'est à la suite de l'emploi de l'eau oxygénée comme pansement temporaire dans le traitement des caries pénétrantes et spécialement dans le 3e degré avancé (le 4e degré généralement connu).

Et, en effet, la théorie nous apprend que l'eau oxygénée est très bonne quand on l'emploie comme antiseptique extemporané, mais dans les pansements prolongés, dans les pansements occlusifs, destinés pour quelques jours, elle est très mauvaise parce qu'elle n'est pas stable, elle perd son pouvoir antiseptique.

Or, les multiples cas que j'ai traités suivant le procédé exposé m'ont démontré qu'elle est excellente même dans ces pansements destinés à rester en place quelques jours.

Sur le traitement de la stomatite ulcéro-membraneuse.

La stomatite ou mieux la gingivite ulcéro-membraneuse, affection assez fréquente là où l'hygiène n'est pas connue, ainsi que là où, bien que connue, elle n'est pas appliquée, comme dans quelques casernes, prisons, ateliers, etc., quoiqu'elle soit assez connue au point de vue clinique, n'est pas tout aussi bien connue au point de vue étiologique, car, si nous savons que dans son magma on a trouvé une quantité de microbes comme : *spirilles, leptothrix, coccus,* etc., etc. et *Bernheim* de *Zürich,* après *Fruhwald,* a décrit un bacille fusiforme considéré comme spécifique, tous nous savons que, jusqu'à l'heure actuelle, l'agent spécifique de cette affection n'est pas encore connu.

Jusqu'aujourd'hui les infections associées et le terrain favorable au développement des microbes, sont les causes qui déterminent la gingivite ulcéro-membraneuse.

Quand l'affection est légère et bien traitée au commencement, sa durée est de 8 à 10 jours. Dans les cas graves, ainsi que dans ceux qui n'ont pas été bien traités au commencement, [illegible] les mois et à côté des lésions des parties molles, elle peut produire aussi des lésions assez graves du côté des parties dures, le déchaussement et la chute des dents, etc.

Le traitement qu'on a institué contre cette affection et qui a été longtemps considéré comme classique a été celui connu sous le nom de : *Traitement de Bergeron,* c'est-à-dire l'emploi du chlorate de potasse *intus et extra* dans des potions et dans des gargarismes ou l'emploi des pastilles non sucrées qui remplissaient ce double but.

Mais ce traitement dans les formes chroniques n'a à peu près aucune influence et dans les formes aiguës ne produit à peu près aucune modification dans la marche de l'affection.

Les solutions de sublimé (liqueur de *Van Swieten*) ne peuvent pas être employées contre une pareille affection buccale à cause de la mauvaise propriété organoleptique du mercure et de la persistance de son mauvais goût.

Les lavages à l'acide thymique, à l'acide phénique, donnent de bons résultats quand ils sont employés comme adjuvants, mais seuls ne font pas grand'chose.

Les badigeonnages des gencives à la teinture d'iode, à l'acide chromique monohydraté et les cautérisations au nitrate d'argent ne donnent pas de bons résultats.

De cette revue des traitements employés, mais sans grande utilité, il ne faut pas nous imaginer que nous ne possédons pas un traitement efficace contre cette affection.

Les traitements passés en revue ne comprennent rien de spécial. Ils ont été faits par les stomatologistes de la même manière qu'ils ont été faits par n'importe quel autre médecin ou chirurgien.

En appliquant un traitement spécial, stomatologique, nous guérissons vite et bien cette affection.

Le Dr *Faré*, dans une communication faite à la *Société de Stomatologie de Paris* en 1898, a rapporté plusieurs cas de guérisons obtenues dans le service de M. *Cruet* à l'hôpital de la *Charité* par l'emploi de l'acide chlorhydrique.

Ce que je désire mettre en évidence aujourd'hui, c'est que le traitement préconisé par M. *Faré*, suivi même encore aujourd'hui dans le service dentaire de M. *Cruet*, à l'hôpital de la *Charité*, continue à donner de très bons résultats.

Voici en quelques mots en quoi consiste le traitement suivi à l'hôpital de la *Charité* : antisepsie de la bouche, nettoyage soigné du tartre, *surtout dans les espaces interdentaires* et puis attouchement des ulcérations avec une boulette de coton trempée dans une solution d'acide chlorhydrique au 5e (1 partie d'acide chlorhydrique pour 5 parties d'eau).

Une pareille boulette ne peut servir à toucher que deux ulcérations tout au plus. Les autres ulcérations doivent être touchées avec une nouvelle boulette.

Avec cette boulette trempée dans la solution d'acide chlorhydrique il faut toucher seulement la gencive malade et éviter, le plus possible, de toucher les dents.

A la suite de l'attouchement des ulcérations le sang et l'acide produisent un magma noirâtre.

On enlève ce dépôt noirâtre avec le lavage à une solution antiseptique.

Autant les dépôts de tartre, les foyers infectieux seront mieux enlevés, nettoyés, autant la guérison sera obtenue plus rapidement.

Au niveau des ulcérations qui persistent après 2 ou 3 attouchements à l'acide chlorhydrique, nous pouvons être sûrs qu'il doit y avoir encore des petits dépôts de tartre qui nous ont échappé dans les séances précédentes.

MM. *Cruet*, *Faré* ainsi que moi, nous avons observé des cas dans lesquels la guérison était survenue après un premier badigeonnage à l'acide chlorhydrique alors que tout le tartre avait été bien nettoyé et l'affection n'étant pas trop rebelle, bien entendu.

L'acide chlorhydrique employé dans la bouche, au voisinage des dents n'est peut-être pas sans inconvénients, puisqu'on sait que l'acide chlorhydrique attaque fortement l'émail de ces organes. De plus ce médicament peut ne pas être toujours manié par des médecins aussi expérimentés dans la pratique que les stomatologistes et en connaissant aussi bien les dangers pour les dents.

D'un autre côté sachant que l'action de l'acide chlorhydrique n'est pas spécifique et que s'il guérit les ulcérations, c'est parce qu'il tue sur place les microbes qui causent ces ulcérations, j'ai cherché dans le nombre des substances antiseptiques et caustiques un autre topique ayant la même action que l'acide chlorhydrique, c'est-à-dire de détruire sur place et immédiatement, par une courte application, les éléments infectieux, spécifiques ou non, qui entretiennent les ulcérations de la gingivo-stomatite ulcéro-membraneuse, sans avoir les inconvénients de l'acide chlorhydrique d'attaquer l'émail, et à cet effet je me suis adressé au *chlorure de zinc* en solution à 5 pour 100.

Avec des petits tampons de coton trempés dans une pareille solution de chlorure de zinc, en me conformant strictement aux règles recommandées plus haut, c'est-à-dire : antisepsie de la bouche, nettoyage soigné du tartre et puis badigeonnage des ulcérations avec le chlorure de zinc à 5 pour 100 en commençant avec les ulcérations par lesquelles s'est déclarée la stomatite.

Les résultats ont été tout aussi heureux qu'avec l'acide chlorhydrique.

Jusqu'aujourd'hui il y a neuf cas dans lesquels le chlorure de zinc m'a donné des résultats extrêmement satisfaisants et très rapides (2 à 3 jours) après un premier badigeonnage.

Entre ces malades j'ai eu à soigner un externe de l'hôpital de la *Charité* qui souffrait d'une gingivo-stomatite ulcéromembraneuse très étendue, laquelle a été guérie après un premier attouchement au chlorure de zinc.

Après 7 jours de guérison il a eu une récidive qui a nécesité un deuxième badigeonnage et après 24 heures les ulcérations se sont cicatrisées et la guérison s'est maintenue jusqu'aujourd'hui.

(Ce cas s'est présenté au mois d'avril de cette année.)

Un avantage que possède le chlorure de zinc et qui le rend supérieur à l'acide chlorhydrique, c'est qu'il n'attaque pas l'émail des dents.

Or, en vous rappelant que la stomatite ulcéro-membraneuse dans la grande majorité des cas n'est pas soignée par le médecin spécialiste, par le stomatologiste, mais soit par un médecin, soit par un chirurgien, personnages qui peuvent très bien méconnaître l'action destructive que l'acide chlorhydrique exerce sur l'émail des dents, alors qu'il n'est pas employé d'après la méthode recommandée par MM. *Cruet* et *Faré*, je crois qu'avec le chlorure de zinc, employé même par les médecins qui ne sont pas des stomatologistes, les accidents dentaires, possibles à la suite de l'emploi de l'acide chlorhydrique, sont évités.

J'ai désiré soumettre à votre connaissance ma petite statistique et vous dire que :

L'antisepsie de la bouche, le nettoyage soigné du tartre et l'attouchement des ulcérations gingivales soit à l'acide chlorhydrique au 5ᵉ, soit au chlorure de zinc à 5 pour 100, constituent un traitement très efficace, certain même d'après M. *Cruet*, contre la stomatite ou la gingivite ulcéro-membraneuse.

Bien entendu qu'alors que nous pourrons améliorer les mauvaises conditions hygiéniques la guérison surviendra plus vite et sera plus durable, cette affection récidivant très facilement.

Des traitements comme celui de *Bergeron*, les lavages de la bouche au sublimé, à l'acide thymique, phénique, les badigeonnages des gencives à la teinture d'iode, à l'acide chromique monohydraté, les cautérisations au nitrate d'argent, ne constituent pas du tout un traitement digne d'un spécialiste dans la stomatologie et par conséquent doivent être abandonnés.

En ce qui concerne l'emploi du thermo-cautère ou galvano-cautère comme dernière ressource contre les ulcérations gingivales rebelles, M. *Cruet*, qui a une très grande pratique du fer rouge dans la bouche, ne croit pas qu'il puisse donner les résultats que nous espérons et attendons de lui, parce qu'il ne peut pas atteindre toutes les ulcérations et surtout les foyers infectieux qui se trouvent entre les espaces dentaires.

Une bonne précaution à prendre à l'égard des malades,

c'est de leur recommander de faire disparaître de leur table de toilette la brosse à dents dont ils se servaient avant l'éclosion de la stomatite.

Mon ami le Dr *Bloch* a observé deux malades qui se sont réinoculé la stomatite lorsque, guéris de leurs ulcérations par le traitement, ils ont repris l'usage de la brosse à dents. Cette précaution est fort souvent négligée.

Les cavités des caries et les racines infectes qu'on trouve dans quelques bouches mal soignées doivent être bien désinfectées et l'on doit ajourner les extractions nécessaires jusqu'à la guérison de la gingivite.

Je crois qu'en commençant par enlever les racines malades en même temps que le tartre, comme le préconise M. *Lebedinsky* dans sa thèse, nous ne ferons autre chose qu'ouvrir de nouvelles portes à l'infection, ce que nous devons éviter absolument.

Quand dans le même temps, avec la gingivite ulcéro-membraneuse existe aussi un accident de la dent de sagesse qui nécessite l'extraction immédiate de cette dent, alors je crois qu'il ne faut point hésiter : commencer par l'extraction et continuer ensuite le traitement de la stomatite, c'est la conduite la plus logique.

En terminant je dois vous dire que je ne crois pas que l'acide chlorhydrique ou le chlorure de zinc soient les seuls spécifiques pour la guérison de la stomatite ulcéro-membraneuse. Je pense même, et c'est là aussi, je crois, l'opinion de M. *Cruet* qu'il a souvent exprimée devant nous à l'hôpital de la *Charité*, que c'est l'ensemble de soins consistant en nettoyages, lavages antiseptiques et application du caustique qui amènent le résultat si rapide.

Le milieu buccal est immédiatement assaini et les réinfections ne sont plus à craindre si le caustique a bien atteint toutes les surfaces ulcérées et si le tartre a été bien enlevé.

Le traitement ne cause pas par lui-même de souffrances aux malades.

A bref délai on trouvera peut-être d'autres médicaments qui auront la même action que le chlorure de zinc, ou l'acide chlorhydrique préconisé par MM. *Cruet* et *Faré*.

Les règles hygiéniques de la bouche doivent être bien recommandées aux malades.

Sur le redressement des dents par le cordonnet de soie.

Nombreux sont aujourd'hui les appareils inventés pour remédier au mauvais aspect qu'offrent les dents placées d'une
manière anormale, vicieuse, mais c'est justement cette mul-
tiplicité qui vous indique qu'aucun n'est parfait, qu'aucun
ne peut s'appliquer dans tous les cas de positions vicieuses
des dents.

Ainsi vous connaissez l'appareil de M. *Gaillard* qui rem-
plit le plus les indications scientifiques, les vis de *Jack*, instruments très bons quand il s'agit de redresser un petit nombre de dents qui se trouveraient dans la rétroversion, les
différents appareils à chevilles, à ressorts, à bandeau, etc., etc.

Le fil de soie et spécialement le cordonnet de soie comme
moyen de corriger les positions vicieuses des dents, quoique
employé déjà depuis longtemps dans la pratique de la chirurgie dentaire, n'a pas encore pris l'extension méritée et
qu'on devrait lui donner.

En *Allemagne*, en *Angleterre*, en *Amérique* le fil de soie,
comme moyen de redressement, est très répandu.

En *France* et spécialement à *Paris* on s'en sert fort peu,
quoique l'origine de ce moyen de redressement soit française.
M. *Cruet*, le dentiste de l'hôpital de la *Charité*, emploie ce
moyen depuis très longtemps avec des résultats remarquables
tant dans la pratique hospitalière, que dans la pratique particulière.

Ayant eu l'heureuse occasion de voir appliquer ce procédé
d'*orthodentie*, et le pratiquant aussi moi-même, j'ai désiré
porter à votre connaissance les beaux résultats obtenus, es-
pérant que, en l'employant et même beaucoup d'entre vous,
nous réussirons à remplacer, dans la grande majorité des
cas, les différentes espèces d'appareils préconisés jusqu'au-

jourd'hui, pour remédier aux positions vicieuses des dents, par un seul fil de soie.

Le fil que nous employons c'est le cordonnet de soie, fil que nous pouvons trouver chez n'importe quel marchand d'instruments de pêche.

Comment agit le fil? — Le fil de soie, le cordonnet, agit par sa rétractilité, c'est-à-dire que, ayant été appliqué sec, il devient plus court en s'imprégnant de salive buccale.

Il exerce son action d'une manière rapide et intermittente, c'est-à-dire qu'il n'exerce son action que jusqu'au moment où il s'est imprégné complètement de salive. Dès lors sa rétractilité ayant été épuisée, il n'aura plus d'autre action que de maintenir ce qu'il a déjà fait.

Comme nous le voyons, son mécanisme est le même que celui de la corde mouillée, pour employer l'expression même de M. *Cruet.*

Pourquoi nous préférons le cordonnet de soie et pas un autre fil de soie? — Pour mieux comprendre cette préférence il nous faut utiliser un exemple : prenons un fil de soie, légèrement tordu, long de 10 centimètres, et un autre fil de cordonnet de soie, de la même longueur, les mouiller dans le même moment, les laisser dans l'humidité pendant le même temps, et puis en les sortant de l'humidité, comparer leurs longueurs.

Le résultat sera que le cordonnet deviendra plus court que l'autre fil, et voilà pourquoi. En supposant que le fil de soie légèrement tordu, long de 10 centimètres, se raccourcisse d'un centimètre quand il est complètement mouillé, le cordonnet, long toujours de 10 centimètres, se raccourcira de 15 millimètres, par exemple, et pourquoi ? parce que dans le fil de soie légèrement tordu, pour avoir un fil tordu long de 10 centimètres, par exemple, il nous faudra deux ou trois fils de soie floche longs de 12 centimètres, tandis que dans le cordonnet les fils étant tordus d'une manière plus serrée, il nous faudra deux ou trois fils de soie floche longs de 18 centimètres pour pouvoir obtenir un cordonnet long de 10 centimètres, et maintenant vous vous expliquez la cause pour laquelle à la suite du mouillage l'un, le faiblement tordu, se raccourcit seulement d'un centimètre, tandis que l'autre, le fortement tordu, se raccourcit d'un centimètre et demi : le tout, comme vous le voyez, dépend de la rétractilité des fils composants.

Le fil en se raccourcissant exerce, bien entendu, un traumatisme sur la dent ou sur les dents qui sont à redresser, traumatisme dont le but sera de pousser la dent en avant ou en arrière, suivant que l'anse embrasse la dent par derrière ou par devant, ou dans les deux sens à la fois si dans la même bouche nous voulons redresser dans le même temps les dents qui seront en antéversion ou en rétroversion.

Conditions que doit remplir une bouche pour pouvoir appliquer le fil. — Outre cette condition indispensable que la bouche soit dans un état complet de santé et de propreté, il faut observer avec attention aussi la denture.

Ainsi il faut extraire les dents temporaires, mobiles, qui bientôt seront remplacées.

Si de pareilles dents n'existent pas, il faut observer si les dents permanentes existantes peuvent permettre que dans leur rang puissent prendre place aussi les dents déplacées, en d'autres termes si nous avons la place nécessaire qui permettra le redressement.

Quand nous nous sommes convaincu que l'espace nécessaire nous manque, alors il ne faut pas hésiter à pratiquer une extraction dite *orthopédique*. Sans espace suffisant, le redressement est irréalisable, bien que l'avis de M. *Davenport* ne soit pas le même. Il faut encore nous rendre compte si les dents permanentes, sur lesquelles le fil prendra le point d'appui, sont assez résistantes.

En ce qui concerne l'âge, le redressement avec le cordonnet, à partir de l'âge de 12 à 15 ans, c'est-à-dire, alors que normalement les 28 dents permanentes sont sorties, peut être essayé à n'importe quel âge à peu près.

M. *Cruet* a obtenu un résultat admirable, par ce procédé, sur une dame d'une cinquantaine d'années.

L'opération réussit beaucoup plus facilement chez les personnes jeunes que chez les personnes âgées.

Le sexe n'a pas une grande importance.

Une autre condition que doit remplir la personne sur laquelle nous devons tenter le redressement c'est de se bien soigner la bouche, d'exécuter les mesures d'asepsie et d'antisepsie nécessaires pendant le traitement et recommandées par le dentiste.

Voici encore un autre avantage que nous procure un âge compris entre 12 et 15 ans.

La personne qui se soumet à cette opération doit être dans de bonnes conditions de santé, et cela s'explique facilement : si la personne est maladive, alors à cause de la gêne que lui causera, fatalement, le redressement, elle se nourrira moins bien ; à cause des dents mobilisées, la mastication se fera d'une manière moins parfaite, l'estomac fonctionnera plus difficilement et alors la nutrition étant entravée la personne se débilitera davantage et les dents mobilisées se consolideront très lentement.

Voilà les raisons pour lesquelles l'opération ne sera tentée que chez les personnes âgées au moins de 12 ans et seulement chez les bien portantes.

Comment faut-il appliquer le fil? — D'abord nous plaçons des rouleaux de coton dans les sillons gingivo-buccaux, pour mettre le fil à l'abri de la salive au moment de son application, puis nous passons le fil, en anse, soit par le derrière, soit par le devant de la couronne, suivant que nous aurons à pratiquer le redressement pour une rétroversion ou pour une antéversion.

Les extrémités du fil prendront point d'appui sur les prémolaires ou sur les molaires.

Dans ce but, le fil, après avoir embrassé dans une anse les dents qui nous serviront comme point d'appui, ira se nouer à la partie antérieure de l'arcade dentaire.

Le point d'appui sera changé le plus souvent qu'on le pourra alors que la même traction s'opérera toujours sur la dent à mobiliser.

Aussitôt que le fil a été appliqué, fixé, nous enlevons les rouleaux de coton, nous prenons congé du malade et lui recommandons de venir le lendemain ; de la même manière, nous lui enlevons le fil appliqué la veille et lui en appliquons un autre d'après les recommandations faites et pour les considérations exposées tout à l'heure.

Autant que le fil sera changé régulièrement toutes les 24 heures, autant le redressement s'obtiendra plus vite, autant la propreté de la bouche sera meilleure.

Par la disposition des anses, qui peut varier à l'infini, on peut obtenir les redressements les plus difficiles et, comme nous l'avons dit aussi tout à l'heure, nous pouvons corriger dans le même temps des dents qui seraient dans la rétroversion et dans l'antéversion.

Quand nous avons une série de dents, comme par exemple le groupe des incisives et quand les centrales se trouvent dans l'antéversion et les latérales dans la rétroversion, alors le fil embrassant dans une anse antérieure les incisives centrales et dans une anse postérieure les latérales, les extrémités du fil nouées à la partie antérieure de l'arcade dentaire, nous pouvons redresser ces dents sans prendre point d'appui sur d'autres dents.

A la suite de l'application et de la rétraction du fil les dents deviennent très sensibles à la pression et au toucher. A cause de cette sensibilité le malade est forcé de tenir la bouche ouverte et alors on comprend pourquoi les dents rétroversées peuvent prendre la position normale sans être obligé de rehausser l'articulation par un appareil quelconque.

Du moment que les dents sont mobilisées, le fil doit être

appliqué très peu serré, d'une manière très lâche, parce que autrement il est capable de nous donner un résultat opposé à celui que nous cherchons.

Quand nous avons à corriger une rotation sur l'axe il nous faudra deux fils, et alors voilà comment nous allons procéder : nous passons un fil autour de la dent que nous voulons roter, nous le nouons au milieu de la face de la couronne qui normalement est antérieure. Nous coupons une des extrémités de ce fil tandis que nous passons l'autre en forme d'anse sur la moitié de la dent qui doit être tournée. — Nous fixons d'habitude l'autre fil soit sur les prémolaires du même côté, soit sur les prémolaires du côté opposé, suivant le côté que nous voulons tourner.

Exemple : considérons l'incisive latérale droite tournée sur l'axe de telle sorte que sa face antérieure soit devenue interne. Le but que nous poursuivons c'est de tourner la marge antérieure dans une telle direction qu'elle devienne externe, normale ; voilà comment nous allons procéder : nous embrassons le collet de cette dent avec un cordonnet que nous nouons sur le milieu de sa face interne. Nous coupons une des extrémités de ce fil, et l'autre chef, après l'avoir passé sur la marge antéro-externe, sur la face postéro-externe, nous le sortons par l'espace qui sépare cette incisive rotée de la voisine, l'incisive centrale droite, et nous allons nouer ce chef au fil qui se trouve appliqué sur les prémolaires gauches. — Le fil en se rétractant pousse la marge antérieure du côté externe et en même temps sort la marge postérieure en la rendant interne.

Le résultat cherché étant obtenu, nous appliquons comme appareil de maintien un fil d'argent ou de platine, assez souple, autour de toutes les dents mobilisées. Le crin de Florence peut aussi très bien nous servir.

Ce fil de maintien peut être laissé en place pendant toute la durée nécessaire pour obtenir la consolidation des dents, temps qui est variable suivant l'âge et la nature du redressement.

Avantages de ce procédé. — L'avantage le plus important de ce procédé c'est qu'il prive le patient du port d'un appareil qui, si parfait et si bien fixé qu'il soit, gène le porteur et l'empêche de bien mastiquer.

Le fil bien placé est à peu près invisible, par conséquent il prive aussi le patient de la gène qui accompagne habituellement le port de n'importe quelle pièce prothétique.

Le fil ne peut pas monter vers l'alvéole et par conséquent il peut être laissé en place dans la plus grande sécurité.

Un autre avantage important c'est qu'étant le plus simple il est le meilleur.

Objections portées contre le fil. — Ces objections pour la plupart ne sont pas d'une telle nature qu'elles puissent nous décider à abandonner ce procédé en faveur d'un autre.

Ainsi on lui a objecté que :

1° En s'imbibant de salive, le fil devient un foyer d'infection. Mais nous avons vu que le fil doit être changé toutes les 24 heures, par conséquent nous avons toujours après 24 heures le moyen de supprimer le prétendu foyer infectieux, de désinfecter comme il faut la bouche du patient, ce que nous ne pouvons réaliser avec aucun des autres appareils recommandés pour le redressement et qui doivent rester en place pendant à peu près toute la durée de l'opération.

2° Qu'il produit de la gingivite, le fil irritant la gencive. Mais quel autre appareil, agissant par traction, est capable d'éviter une pareille gingivite, si nous pouvons appeler gingivite cette légère irritation de la gencive jusqu'à ce que celle-ci s'habitue au fil ?

3° Qu'il mobilise à la fois un grand nombre de dents, celles qui sont à redresser et celles qui servent comme point d'appui. C'est le seul inconvénient qu'il a, mais il passe à peu près inaperçu en face de tous les autres avantages de ce procédé et

surtout quand nous savons que même cette mobilisation
n'est pas permanente, mais temporaire.

Je ne vous présente pas de statistiques sur les résultats
obtenus par ce procédé, puisque, comme vous le savez, les
statistiques sont toujours favorables ou défavorables, suivant que nous désirons prouver qu'un procédé quelconque
est bon ou mauvais.

S'il faut mettre un point d'interrogation quelque part,
c'est à la suite d'une statistique quelconque.

Les faits de ce genre abondent pour n'avoir plus la nécessité d'insister là-dessus.

Si je ne vous présente pas de statistiques, je vous présente
pourtant ces projections et ces moulages, lesquels, quoique
pas trop nombreux, en disent plus que quelques centaines
de cas ramassés dans une statistique quelconque.

Du moment que dans de pareils cas, comme ceux dont
vous possédez les moulages et dont vous avez vu les projections, nous avons obtenu le résultat désiré seulement avec
le cordonnet de soie, vous pouvez être sûrs que nous réussirons dans la grande majorité des cas et autant de fois que
nous emploierons ce procédé dans le but d'obtenir un résultat et non avec l'intention de prouver que ce procédé n'est
pas bon.

C'est, bien entendu, beaucoup plus facile de réunir des
insuccès que des succès. Il faut un peu de mauvaise volonté
et l'insuccès sera certain par n'importe quel autre procédé.

Le procédé que nous vous avons présenté n'est pas idéal
mais il est très bon, et puisque M. *Cruet* s'en sert à peu près
exclusivement, je crois son autorité suffisante pour nous décider, nous les jeunes stomatologistes et spécialement moi,
à l'employer aussi souvent que l'occasion s'en présentera.

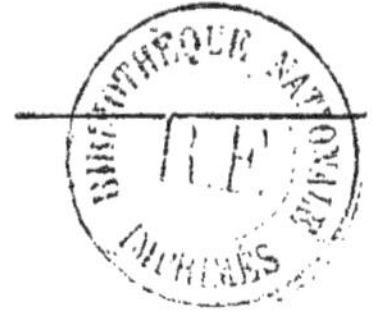

PRINCIPALES PUBLICATIONS DU MÊME AUTEUR :

Papillome sur la paroi antérieure du vagin. Obs. *Spitalul*, 1891.

Le traitement du lupus par le lysol (extr.). *Spitalul*, 1891.

La rupture incomplète du périnée avec la destruction de la paroi rectale. Obs. *Spitalul*, 1892 (cas communiqué par M. le Prof. Sévéreano au *Congrès français de Chirurgie*).

L'atrophie aiguë de l'utérus. Obs. *Spitalul*, 1892.

Le mouvement des hôpitaux. Service chirurgical de M. le Dr Léonté. *Spitalul*, 1892.

L'urétrectomie. Conférence tenue à la Société des Etudiants en médecine, novembre 1892. *Progresul Medical*, 1892.

Sur le lupus tuberculeux et sa cicatrisation par le lysol. Conférence tenue à la Société des Etudiants en Médecine, février 1893. *Progresul Medical*, 1893.

Les résultats obtenus par le lysol dans le traitement du lupus tuberculeux et dans les affections tuberculeuses. *Spitalul*, 1893.

Un nouveau procédé pour l'extirpation de l'utérus (Procédé Herzfeld) (extr.). *Spitalul*, 1893.

Quelques mots sur l'épilation et sur les accidents des pâtes épilatoires. *Spitalul*, 1893.

Le mouvement des hôpitaux. Service chirurgical de M. le professeur Sévéreano. *Spitalul*, 1893.

Quelques mots sur les kystes sanguins. *Spitalul*, 1893.

Un nouveau symptôme d'influenza (extr.). *Spitalul*, 1893.

Sur un cas de prolapsus de l'urèthre de la femme (extr.). *Spitalul*, 1893.

Synovite tendineuse due au gonocoque (extr.). *Spitalul*, 1893.

Etude sur le traitement des fibromes naso-pharyngiens. *Spitalul*, 1894 et brochure.

Le mouvement des hôpitaux. Service chirurgical de M. le Dr Léonté. *Spitalul*, 1894.

Anus contre nature. Entérectomie et entérorraphie circulaire. Obs. *Spitalul*, 1894.

Un cas de kyste sur la paroi antérieure du vagin. Obs. *Spitalul*, 1894.

Considérations sur le masque de verre pour la narcose du Dr Vajna. *Spitalul*, 1894.

Quelques mots sur l'ectopie testiculaire et l'orchidopexie. Thèse pour le doctorat en médecine, avril 1895.

L'alcoolisme en Roumanie. Travail qui a obtenu le prix *Hillel* (500 fr.) à la suite du concours. Socec et Comp. éditeurs Bucarest, 1895.

Note sur un cas d'ulcère chronique de la jambe gauche traité par le procédé Dolbeau. *Spitalul*, 1895.

Note sur un cas d'ulcère vénérien compliqué de phagédénisme. *Spitalul*, 1895.

Sur un cas de brûlure thoraco-abdominale causée par une brique. Rougeole intercurrente. Broncho-pneumonie, etc. Guérison. *Spitalul*, 1896.

Les pleurésies observées aux gendarmes à cheval et aux gendarmes à pied de Bucarest du 1er juin 1895 au 1er avril 1896. *Spitalul*, 1896.

Note sur une épidémie de variole et sur les difficultés pour combattre les épidémies à la campagne. *Presa medicală*, 1897.

Sur les consultations médicales par téléphone. *Presa medicală*, 1897.

Où est-ce que nous sommes arrivés et où est-ce que nous arriverons (avec l'état actuel du service sanitaire). *Buletinul Asociatiunei medicilor*, 1897.

Compte rendu sur l'activité de l'hôpital rural de Patarlage. Brochure. Buzeù, 1897.

Sur les perforations intestinales produites par les ascarides lombricoïdes (cas médico-légal). *Presa medicala*, 1898.

Sur l'épidémie d'angine diphtérique du district de Buzeù (en collaboration avec le Dr Dobresco, médecin en chef du district de Buzeù). Brochure. Buzeù. 1898.

Sur 20 cas de goîtres opérés dans l'hôpital rural de Patarlage pendant l'année 1897-98. *Revista de chirurgie*, 1898.

Sur la désinfection des canaux radiculaires. *Spitalul*, 1899.

Sur la greffe dentaire. *Spitalul*, 1899.

Un cas de pyorrhée alvéolaire. Obs. dans le service dentaire de la *Charité*. *Revue de Stomatologie*. Paris, 1899 et brochure.

Sur un cas d'empyème maxillaire et d'hémoptysie à la suite de l'emploi de l'iodure de potassium. *Revue de Stomatologie*. Paris, 1900 et brochure, etc.

Imp. J. Thevenot, Saint-Dizier (Haute-Marne).

9 782014 035360